AF240106

NOTICE

SUR

LA GYMNASTIQUE DE ZANDER

ET

L'ÉTABLISSEMENT DE GYMNASTIQUE
MÉDICALE MÉCANIQUE SUÉDOISE

A STOCKHOLM

PAR

GUSTAVE ZANDER
Docteur en Médecine

TRADUIT PAR

GUSTAVE NORSTRÖM
Docteur en Médecine

PARIS

IMPRIMERIE ADOLPHE REIFF

9, place du Collége de France.

1879

NOTICE

SUR

LA GYMNASTIQUE DE ZANDER

ET

L'ÉTABLISSEMENT DE GYMNASTIQUE

MÉDICALE MÉCANIQUE SUÉDOISE

A STOCKHOLM

PAR

GUSTAVE ZANDER

Docteur en Médecine

TRADUIT PAR

GUSTAVE NORSTRÖM

Docteur en Médecine

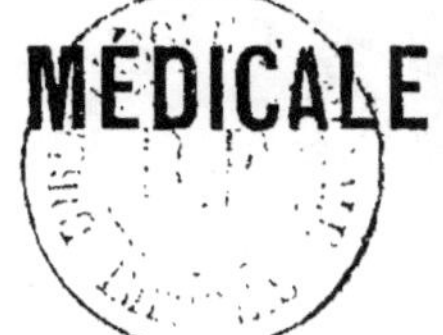

PARIS

IMPRIMERIE ADOLPHE REIFF

9, place du Collége de France.

1879

Les personnes qui n'auraient pas le temps de parcourir toute cette brochure, pourraient se contenter de lire les quelques passages imprimés en lettres un peu plus grasses.

NOTICE

SUR

LA GYMNASTIQUE DE ZANDER

L'établissement de gymnastique mécanique de Stockolm a pour but d'améliorer la santé, de même que tous les établissements de gymnastique ordinaires. Le principe sanitaire se développe soit par l'exercice des muscles, soit par certaines influences mécaniques qui ont des parties spéciales du corps ou organes pour objectif. Cependant entre les deux systèmes, il existe une différence essentielle, tant dans la manière d'exercer et les muscles et d'atteindre le degré d'effort approprié que dans les moyens employés pour produire et modifier les influences mécaniques.

Dans les établissements de gymnastique ordinaires, ce sont, en effet, les gymnastes qui étendent, ploient et tordent les articulations, pratiquant eux-mêmes la résistance, pendant que les malades exécutent les mouvements ou, inversement, les malades opérant la résistance alors que les gymnastes exécutent les mouvements. C'est ce qu'on appelle mouvements *actifs*. Mais il y a aussi le cas où les gymnastes opèrent les mouvements snr les malades, sans que ceux-ci y prennent aucune part. C'est ce qu'on appelle mouvements *passifs*.

Dans les établissements de gymnastique mécanique, les praticiens sont remplacés par des appareils agencés de telle sorte, qu'ils fonctionnent sous l'action des muscles du malade pendant qu'il exécute les mouvements *actifs*. Chaque appareil correspond à un mouvement spécial ; l'un sert à étendre, un autre à ployer, un troisième à tordre, un quatrième à rouler chaque membre suivant son aptitude. Différents appareils mus par la vapeur sont appliqués à la production des mouvements *passifs*.

Pour se faire une idée exacte de la valeur différente des deux méthodes de gymnastique, la manuelle et la mécanique, il faut rechercher si l'une et l'autre atteignent le but désiré d'une manière conforme aux besoins de la nature.

Le problème à résoudre consiste à provoquer, par l'exercice, une activité vitale, saine et un développement harmonieux du système musculaire. La physiologie enseigne que la croissance graduelle est la loi de tout développement organique; l'augmentation de la force musculaire est en conséquence impossible, si le travail, c'est-à-dire l'exercice, n'est pas adapté dès le principe à la provision de la force déjà existante et si l'accroissement du travail n'est pas en rapport avec les progrès accomplis. Si le travail est exagéré, l'excès d'effort produit inévitablement une diminution de forces; s'il est au contraire trop facile, l'influence fortifiante est sans raison d'être et le temps est gaspillé inutilement. Il est donc nécessaire de mesurer tout d'abord l'effort correspondant aux différents muscles de chaque individu et de continuer le traitement dans la mesure déterminée, jusqu'à ce que le malade sente clairement que l'effort est trop facile; on l'augmente alors de façon de rétablir la proportion.

Laquelle des deux méthodes de gymnastique répond le mieux à ces exigences? La solution de cette question équivaut à celle-ci : Est-il plus facile de vérifier le poids d'un objet avec la main ou avec une balance? On peut, en effet, disposer une machine graduant les efforts entre un *maximum* et un *mimimum* déterminés. Si par exemple, le sujet doit faire une flexion du bras, l'appareil destiné à cet effet est mis à une faible résistance ; on l'augmente insensiblement jusqu'au moment où un léger effort devient nécessaire pour la surmonter. *L'échelle* de l'appareil indique exactement cet effort.

Quand après quelques exercices on s'aperçoit qu'il a diminué d'intensité, c'est une preuve que la force musculaire a augmenté. L'appareil est mis alors à un degré de résistance plus considérable. Connaissant ainsi sa force, il est facile d'y proportionner ses efforts. On ne saurait obtenir d'une manière plus parfaite le développement progressif des muscles.

Comme chez certaines personnes la fatigue causée par l'effort des muscles peut varier d'un jour à l'autre, il est important de pouvoir modifier la résistance d'une façon correspondante à son état de santé. Voici comment on obtiendra ce résultat. Le malade a noté hier sur son carnet le degré de sa force, mais aujourd'hui il se sent plus faible; il en instruit le médecin ou son aide et celui-ci réduit la résistance pour tous les mouvements ou seulement pour ceux qui lui feraient éprouver une trop grande fatigue. Il faut tenir compte également des modifications de tout genre qui se produisent au courant de l'exercice. La méthode de gymnastique mécanique exige du malade de la spontanéité et de la réflexion. Il doit s'intéresser à son traitement à la vérité. Il semblera pénible à quelques uns de fixer leur attention, mais ils n'ont rien à gagner à s'abstenir, rien n'est utile au contraire comme d'empêcher le malade de tomber dans cette indifférence si propre à certaines natures et dans certains états de maladie. Les enfants sont toujours surveillés ; l'aide a dans la physionomie de l'enfant et dans sa manière d'exécuter les mouvements, deux guides excellents pour juger le degré de résistance approprié.

La gymnastique mécanique indique toujours avec certitude la mesure des efforts que chaque malade doit se permettre pour obtenir une augmentation uniforme.

Chaque jour, chaque exercice donne l'idée exacte des progrès. Les livrets sur lesquels chaque changement est noté contiennent un tableau complet de toutes les modifications.

Les appareils destinés aux mouvements passifs sont également gradués de telle sorte que leur action s'adapte à tous les besoins.

Cette possibilité de modifier ainsi l'action des instruments et de proportionner cette action aux forces du malade constitue la supériorité de la méthode de gymnastique mécanique.

Ce n'est qu'à ce prix que l'on obtient une garantie assurée de développement des différents muscles, ainsi qu'une mesure exacte de la force du remède (activité musculaire) qui devait être appliquée à chaque cas. Par là seulement aussi la pratique de la gymnastique médicale pourra acquérir des annotations fixes, des changements et altérations dans le système nerveux et musculaire suivant les différents états de la maladie.

L'uniformité des mouvements constitue un autre avantage important de la méthode mécanique.

Un mouvement est uniforme quand la force correspond à chaque instant à la résistance. Puisque la plupart des muscles agissent sur des leviers, qui ne sont que des os, et que la force appliquée à un levier varie d'une façon sensible suivant que le levier forme avec la ligne de la direction de la force un angle droit, obtus ou aigu, il est évident que, pour remplir ces conditions, la force musculaire sera modifiée proportionnellement à cét angle. Par suite le mouvement provoqué par une succession d'impulsions d'intensité variée, devra être nécessairement plus fatiguant, et réclamera une plus forte activité nerveuse, que dans le cas où ce mouvement s'opérerait sans tâtonnements. De pareils exercice s'inquiètent et fatiguent les malades affaiblis. Il faut donc modifier la résistance proportionnellement à la force indiquée par la position variable des leviers. La gymnastique mécanique obtient facilement ce résultat au moyen de leviers artificiels dont les modifications de résistance répondent exactement à celles des leviers naturels.

Si l'on adresse aux praticiens de la méthode manuelle cette question ; comment le gymnaste procède-t-il d'abord pour adapter la résistance aux forces du malade, ensuite pour l'augmenter ou la diminuer avec uniformité ? On obtient cette réponse : par son tact exercé, le gymnaste sait reconnaître et déterminer à tous les instants le mouvement de résistance correspondant le mieux au degré d'effort du malade. Faute de plus amples explications, admettons la véracité de l'assertion, une nouvelle question se présente aussitôt ; comment s'y prend-il dans les cas fréquents où le malade tout-à-fait inexpérimenté offre lui-même la résistance ? Naturellement celui qui offre la résistance détermine directement la force du mouvement ; l'autre la surmonte ou indique qu'il la trouve trop faible ou trop forte. Une telle indication est d'une grande importance ; elle enseigne au malade à trouver juste le degré d'effort qui lui est nécessaire. Dans la méthode mécanique, l'effort du malade reste le même, soit qu'il surmonte la résistance de l'appareil, soit qu'il offre lui-même la résistance. Le premier comme le dernier effort doivent correspondre à ses forces. Dans la méthode manuelle le gymnaste malgré son expérience ne peut jamais garantir qu'il ne fatiguera pas trop ou qu'il ne ménagera pas trop le malade.

Nous avons supposé jusqu'ici que le gymnaste, offrant lui-même la résistance, sait réellement l'adapter aux forces du malade. C'est laisser croire qu'on n'emploie dans les établissements de gymnastique que des personnes douées des dispositions naturelles (elles sont nécessaires) et les ayant perfectionnées par une longue pratique et de profondes études. Nous reconnaissons la bonne volonté des praticiens, mais quand on sait combien leur profession est fatiguante, on est en droit de se demander s'il leur est possible d'exercer, tous les jours, sans modificalion, la faculté acquise. C'est un fait généralement admis que la sensation des muscles de la main devient plus obtuse après un effort; par exemple, il est difficile d'écrire, de jouer ou de dessiner après avoir fait un effort de la main droite. Comment le gymnaste obligé de produire des mouvements d'intensité variée conservera-t-il une puissance de sensation uniforme? Quelque expérimenté et endurci qu'il puisse être, il ressentira toujours un peu de fatigue à la fin de la leçon et son tact sera moins délicat qu'au commencement. Il reste d'ailleurs exposé aux mêmes influences accidentelles qui diminuent chez les autres hommes les forces de l'âme et du corps! Ces influences ne doivent-elles pas rendre plus obtuse sa capacité de sentir et de juger? On ne peut résoudre cette objection qu'en reconnaissant que **la gymnastique manuelle est impuissante à proportionner la force** de l'exercice aux forces du malade, même en supposant que les gymnastes soient tous fort habiles.

Si dans la pratique on pouvait organiser un établissement où les gymnastes seraient dispensés de travailler quand ils se sentiraient fatigués, où les mouvements forts seraient confiés aux uns, les mouvements faibles aux autres, on se demanderait encore si toutes les exigences de la méthode curative par la gymnastique sont remplies? En effet, pour proportionner le degré de la résistance au degré d'effort du malade, le gymnaste ne prend conseil que de lui même. Sur quoi base-t-il son jugement? Sur la manière dont le malade exécute l'exercice. Si les mouvements sont tremblés, saccadés, s'ils ne se produisent qu'à la suite d'efforts visibles, il en conclut que l'exercice est trop fort et il diminue la résistance jusqu'à ce que les symptômes aient disparus. C'est là son criterium. Mais est-il toujours exact? La gymnastique fournit à ce sujet des renseignements qu'on n'obtiendra jamais de la gymnastique manuelle.

Au moyen d'un appareil gradué, on arrive à découvrir non-seulement le développement de forces le plus élevé auquel le malade puisse se soumettre sans provoquer de symptômes alarmants, mais encore le développement des forces proportionné avec la réaction du cœur.

Dans les affections du cœur cette réaction se produit quelquefois avec violence, même quand les mouvements sont relativement faibles. En ce cas, on ne doit pas prendre les forces apparentes du malade comme la mesure exacte de la force des exercices. Ceux-ci exécutés sans effort visible et sans fatigue pourraient amener des battements de cœur et gêner la respiration. La force des exercices doit être réglée de façon à ne produire aucun symptôme fâcheux. Il faut continuer quelque temps dans la mesure déterminée et l'abaisser encore si par hasard le malade se trouve plus bas que d'habitude ; on sera ensuite en mesure de l'élever peu à peu sans accroître la réaction du cœur. C'est ainsi que l'activité surexcitée du cœur se calme graduellement, au grand soulagement du malade qui au début n'osait risquer l'effort le plus insignifiant sans provoquer des battements de cœur ou des troubles dans la respiration.

Nous voulons citer encore un autre exemple pour prouver que les forces apparentes du malade ne doivent pas servir dans tous les cas à déterminer la force du mouvement. Très-souvent le malade, qui n'a point ressenti de fatigue immédiatement après les exercices, éprouve vers le soir une lassitude pénible, accompagnée de maux de tête et autres affections nerveuses. Les exercices doivent être dans ce cas pris plus faibles le lendemain que la veille, et cela devient facile en employant la gymnastique mécanique qui donne les moyens de connaître exactement la mesure de la veille. Comment les gymnastes manuels procéderont-ils dans les deux cas? Ils n'ont pour guides que les forces apparentes du malade et comme elles ne lui fournissent aucune indication il leur sera impossible de proportionner la résistance.

Nous venons de critiquer la méthode manuelle en partant des hypothèses les plus favorables, c'est-à-dire : 1° que le gymnaste peut réellement adapter sa résistance aux forces du malade ; 2ª que tous les gymnastes sont bien doués et capables d'appliquer cette faculté.

Or, nous avons vu d'un autre côté, que les influences auxquelles tous les êtres humains sont soumis modifient essentiellement cette sorte de faculté, et même que les circonstances qui devraient guider le gymnaste dans la pratique de son art, (nous voulons parler des forces apparentes du malade) peuvent au contraire l'égarer et nuire au résultat de ses efforts. Tous ceux qui possèdent quelque expérience de la nature apprécieront le bien fondé de cette dernière objection. Je me contenterai d'ajouter à la première qu'il est impossible de déterminer d'une manière absolue les forces réelles du malade. Ceux qui admettent l'hypothèse favorable repoussent toute tentative de preuve, car on ne peut s'en procurer aucune qui soit irréfutable. L'exercice exécuté par le malade, sans saccades, sans tremblement, sans effort visible ne donne point la mesure exacte de ses forces réelles, parce que les mêmes phénomènes se produiront dans les exercices qui sont au-dessous de ses forces. Comment se convaincre que le mouvement imprimé par le gymnaste n'est réellement pas trop faible? C'est tout-à-fait impossible; on ne peut arriver à cette certitude que par voie de comparaison, et l'on ne peut comparer deux forces dont la mesure est indéterminable.

En revanche, il est permis de dire avec certitude, en se servant d'un appareil mécanique : la flexion du bras n'était point perceptible au n° 9, mais il a provoqué un tremblement au n° 10.

On objectera sans doute que malgré ses imperfections la méthode manuelle a produit d'excellents résultats, et par conséquent, que les défauts mentionnés sont sans importance. Nous répondons : l'importance des défauts ne peut être jugée d'après les résultats heureux, et s'il existe une méthode dépourvue de ces défauts, c'est un devoir de s'en servir.

Il est évident que la gymnastique mécanique ne pourrait pas être installée sur la même petite échelle que la gymnastique manuelle, laquelle, en cas de besoin, pourrait être pratiquée au domicile du malade. Mais là même où sera installée une gymnastique mécanique pourvue des appareils les plus complets, il faudra recourir à la main du praticien pour l'exécution des manipulations si généralement connues sous le nom de « *massage.* » Il serait désirable, il est vrai, que ce traitement si fatiguant pour le masseur et si dispendieux pour le malade, pût être pratiqué par des machines, mais il existe des obstacles insurmontables. Le masseur sera toujours obligé de juger, *avec son tact*, de l'état atonomique et pathologique des tissus soumis à son travail, afin de varier la direction, le genre et la force des manipulations.

Il y a 22 ans que j'ai fait le premier essai d'une gymnastique mécanique. Je dirigeais alors les exercices physiques dans une grande pension de jeunes filles située à la campagne. J'expérimentai d'abord l'appareil Ling, puis l'appareil des lignes isolées ; mais je fus contraint de rejeter les deux systèmes ; le premier ne convenait pas à des jeunes filles ; le second ne se prêtait point à une variété suffisante d'exercices ou à l'individualisation des mouvements. Cette lacune présentait surtout des inconvénients, quand je voulais traiter des jeunes filles souffrant des déviations de l'épine dorsale.

Il ne me restait plus qu'à exécuter moi-même, manuellement, les exercices de gymnastique médicale, plus ou moins modifiés. Mes forces insuffisantes à cet égard m'inspirèrent l'idée de remplacer ce procédé par des app reils mécaniques.

J'espérais ainsi éviter les inconvénients de la méthode manuelle, dont j'avais fait l'expérience comme malade et comme gymnaste. J'imaginai alors de résoudre le problème suivant :

Construire un appareil de telle façon qu'il faille un certain groupe de muscles pour le mettre en mouvement ; pourvoir l'appareil d'un contre-poids susceptible d'être augmenté ou diminué à volonté ; finalement, organiser la résistance de façon à pouvoir l'augmenter ou la diminuer graduellement et proportionnellement à l'action des agents musculaires. On trouverait ainsi le moyen non-seulement de remplacer le gymnaste, mais encore de vaincre facilement les obstacles contre lesquels il lutte en vain.

Comme essai, on fabriqua sur mes plans des appareils destinés aux exercices les plus importants, et, malgré leur imperfection, mon espérance ne fut pas déçue. Je pouvais, dès lors, individualiser les exercices pour chaque élève, et, après quelques expériences, déterminer avec exactitude la mesure convenant aux débutantes. J'augmentai ensuite cette mesure presque imperceptiblement. L'uniformité et la certitude avec lesquelles les forces augmentaient par ce procédé étaient vraiment surprenantes. L'enfant le plus faible accomplissait en très-peu de temps des progrès qui pouvaient être déterminés avec des poids. Il se manifestait, en outre, un appétit plus grand et une augmentation de force vitale. Pendant le court espace de temps que je pus consacrer à cette étude, je ne cessai de perfectionner les appareils, mais comme ils devenaient plus chers en raison de leur perfectionnement, il me fut démontré clairement que la gymnastique mécanique n'atteindrait le développement dont je la croyais capable, que dans un centre d'activité plus large qui mettrait un plus grand capital à ma disposition.

En 1864, après avoir terminé mes études de médecine, je réussis à gagner l'appui de quelques protecteurs et amis qui me procurèrent les moyens d'organiser à Stockholm un établissement de gymnastique mécanique. Lors de son ouverture, le 2 janvier 1865, il était pourvu de 27 appareils. J'invitai messieurs les médecins et le public à examiner la nouvelle méthode. Je fis appel à leur jugement, tout en me doutant bien que les hommes de la partie n'étaient point disposés à en porter un favorable. Néanmoins, je reçus de précieux encouragements. Le tableau suivant, représentant le nombre d'abonnés qui ont fréquenté mon établissement depuis le jour de l'ouverture jusqu'au 1er juin 1878 le démontre surabondamment :

	Hommes	Femmes	Totaux
Semestre du printemps 1865....	80	52	132
Année 1865—1866.............	182	147	329
— 1866—1867.............	167	124	291
— 1867—1868.............	276	155	431
— 1868—1869.............	299	166	465
— 1869—1870.............	306	165	491
— 1870—1871.............	320	122	442
— 1871—1872.............	468	179	647
— 1872—1873.............	484	152	636
Semestre du printemps 1874....	428	133	561

	Hommes	Femmes	Totaux
Année 1874—1875............	590	180	770
— 1875—1876............	651	279	930
— 1876—1877............	688	210	898
— 1877—1878............	593	216	899

Et cela dans une ville de 150,000 habitants à peine.

Ces malades de tout âge, depuis quatre jusqu'à quatre-vingts ans, étaient atteints les uns de toutes les maladies que l'on traitait précédemment par la méthode de gymnastique manuelle. Les autres, sans être précisément malades, faisaient de la gymnastique pour fortifier leur organisme et se préserver des suites de la vie sédentaire (gymnastique diététique). On m'envoyait aussi les élèves des écoles jugés trop faibles pour suivre les cours de gymnastique scolaire ordinaire, et qu'on soumettait à ma méthode parce qu'on la trouvait plus parfaite.

Comme traitement curatif, la gymnastique agit généralement avec beaucoup de lenteur. Rarement elle produit des effets rapides. Sa tendance est d'aider le malade à travailler avec patience et persévérance au rétablissement de l'équilibre entre les fonctions des muscles et des autres organes. Cet équilibre est quelquefois rompu depuis des années; d'autres fois il a été subitement déplacé par des fractures, des luxations qui ont eu des conséquences si désastreuses qu'il faut des efforts constants et diligents pour le remettre en place. Le succès du traitement gymnastique est donc généralement en proportion directe avec la persévérance de celui qui l'effectue.

Pour les malades atteints d'affection de cœur, la gymnastique est une nécessité constante, non interrompue, du moins pendant l'hiver. Nous plaignons vraiment ceux qui ne peuvent en user. L'influence bienfaisante produite par l'exercice faible mais régulier des muscles est réellement surprenante.

Si elles ne sont point trop avancées, une partie de ces maladies peuvent être guéries radicalement. Les maladies avancées sont arrêtées dans leur développement et leurs

symptômes diminuent d'intensité. J'avais admis à mon traitement des personnes atteintes de la maladie des valvules du cœur à sa dernière phase. Ces personnes n'ignoraient point que leur guérison était impossible, mais tant que leurs forces le permettaient elles s'estimaient heureuses de faire de la gymnastique, y trouvant un grand soulagement à leurs souffrances.

Pour le traitement d'une quantité d'affections chroniques telles que les maladies du cœur, du poumon, de la trachée-artère, de l'estomac, de l'abdomen, le catarrhe de la vessie, la constipation habituelle, les hémorrhoïdes, les maladies d'intestins, les déviations de la colonne vertébrale, les vices de conformation etc., la gymnastique mécanique dispose de certaines formes de mouvement qui attaquent le mal directement.

Mais l'influence indirecte, fortifiante et vivifiante exercée par les mouvements sur la santé en général est tout aussi importante. Il n'a pas été possible que les maladies que nous venons d'énumérer se soient développées sans altérer la force vitale du corps et avec elle la santé générale. Cette santé générale trouve son expression dans l'énergie avec laquelle l'organisme réagit contre les influences extérieures, ou bien encore dans la perfection avec laquelle les divers organes agissent de concert pour éviter les dangers résultant pour eux tous de l'excès de fatigue ou de la suppression d'activité d'un seul. Plus cette santé est grande, plus l'homme est indépendant des influences multipliées, extérieures ou intérieures qui limitent son activité intellectuelle ou physique. Elle permet de traverser heureusement les épreuves sous lesquelles succombent les natures moins fortes. Les maladies de longue durée ou répétées diminuent la réaction bienfaisante de la nature contre le mal et le complet rétablissement devient en proportion de plus en plus difficile. Dans des cas isolés, un traitement spécial, peut, il est vrai, triompher du mal originaire, mais il n'en reste pas moins un état d'affaiblissement qui expose le convalescent à des rechutes ou à des infirmités. Dans d'autres cas, le traitement spécial demeure inefficace jusqu'à ce qu'un traitement général fortifiant la force vitale ait accru de nouveau et réveillé l'instinct de régénération inné à notre organisme.

L'effet vivifiant et fortifiant procuré par les exercices réguliers du corps est donc de la plus haute importance pour le traitement des maladies chroniques et durant la convalescence des maladies aigues. Mais ce ne sont point seulement les maladies qui minent la force vitale ; les habitudes désordonnées, les excès de tout genre, le manque de lumière, d'air et d'exercice du corps, surtout quand les forces intellectuelles sont soumises à de puissants efforts, toutes ces causes amoindrissent la force vitale et font de la vie, depuis l'enfance jusqu'à la vieillesse, un recueil de toutes les faiblesses et de toutes les infirmités.

La tâche de la gymnastique diététique consiste à rémédier à ces misères si elles résultent d'exercices de corps défectueux ou seulement partiels. Pour arriver à ce but, la méthode mécanique l'emporte sur la méthode manuelle, parce qu'elle peut procéder avec *mesure*. La plupart des habitants des villes, en raison de leurs occupations, ne se livrent qu'à des mouvements insuffisants ou partiels, nuisibles par conséquent. Pour eux, la gymnastique diététique est une nécessité constante et chacun le comprendra pour peu qu'il possède quelques notions élémentaires de l'influence des muscles.

L'appareil servant au mouvement et au développement des forces nous a été donné parce que les efforts corporels étaient à l'origine une condition indispensable de l'existence. C'est par des efforts corporels que nous devons nous procurer la nourriture et nous protéger contre les dangers ; à mesure que la civilisation a avancé, il s'est produit une telle division du travail, qu'aujourd'hui beaucoup de membres de la société n'exercent plus leurs facultés physiques que dans des limites fort restreintes. Leurs professions mettent presque exclusivement en jeu leurs facultés intellectuelles. Néanmoins leur organisme n'est pas changé au point de rendre superflus pour eux les mouvements du corps; on peut le dire au moins de tous les organes qui exercent quelque influence sur l'acte de la nutrition. Les organes tels que les muscles, qui constituent la plus grande partie du corps, qui livrent passage au système des vaisseaux et au système nerveux en les associant à leur activité, ont pour mission spéciale de favoriser la circulation du sang. Il est clair que de tels organes ne peuvent rester inactifs sans que le bien-être général n'en soit lésé. Quand on voit les mouvements incessants et multiples de l'enfant qui travaille d'instinct au développement de ses muscles, on doit se demander : est-il possible de négliger impunément tout un système d'organes sur lequel l'instinct nous enseigne à dépenser tant de travail? Lors même que la civilisation aurait rendu moins indispensable le développement des forces corporelles qui était un besoin pour nos ancêtres, l'exercice n'en resterait pas moins une nécessité fondée sur la nature et ne saurait être écarté sans péril. L'expérience journalière démontre surabondamment que la vie sédentaire ou que des mouvements physiques trop partiels produisent les maladies du cœur, l'anémie, la chlorose, les maladies des intestins et quantité d'autres affections, telles que maux de tête, vertiges, douleurs du dos, troubles dans la respiration, constipâtions, coliques, hémorrhoïdes, froid aux pieds, etc.

Et malgré tout, l'indifférence à ce sujet est générale. On croit que la promenade suffit.

Ceux qui parlent ainsi savent-ils ce qu'est réellement la santé? Ils savent du moins ce que la santé *n'est pas*, quand par hasard un accident qui réclame un peu plus que la force des muscles des jambes arrive à les convaincre de leur faiblesse et du peu de résistance dont ils sont capables; quand une congestion du cerveau, une hémorrhagie pulmonaire, un vice du cœur, une luxation, une jambe cassée ou tout autre accident les atteint et qu'ils auraient évité avec un corps vigoureux et harmonieusement développé.

La plupart des fonctionnaires, professeurs, savants qui mènent une vie sédentaire ou ne se permettent que des mouvements très-limités, n'ignorent point l'utilité ou même la nécessité des exercices réguliers, mais combien se décident à y consacrer une heure par jour pendant quelques mois de l'année?

Qu'ils calculent, une fois pour toutes, la perte de temps résultant des petites affections, du découragement, des efforts accomplis par la volonté pour dominer un corps négligé et affaibli! Croit-on réellement que les congestions au cerveau (affections à peu près incurables), que les constipations, que les poitrines rentrées à la suite de la position penchée sur le bureau, ne nuisent point prématurément et à la santé et à la capacité de travail?

En ce qui concerne la femme c'est un préjugé bien malheureux qui fait dire que les exercices lui sont inutiles.

La vocation, les devoirs de la femme dans ce monde sont-ils donc si insignifiants qu'il puisse paraître indifférent qu'elle soit aidée ou non dans leur accomplissement par une santé bonne et robuste? La femme ne méconnaît-elle point son devoir si elle vit dans un état de faiblesse qui exerce une influence délétère sur la force vitale des générations futures, fait d'elle un fardeau pour son entourage et la rend incapable d'une activité utile? Si l'excès de force vitale est nécessaire en général, c'est bien à la femme, qui doit donner la vie à d'autres êtres.

La femme n'a pas besoin de muscles forts ; le système nerveux et les organes des fonctions végétatives sont chez elle d'une importance prépondérante, mais, comme on ne peut remplacer par rien les exercices des muscles afin de maintenir les nerfs et les autres organes dans un état sain et vigoureux, ils lui sont aussi nécessaires qu'à l'homme. Ils servent même pour elle de préservatifs à différentes maladies de l'abdomen.

Pendant la grossesse, certains exercices pratiqués avec précaution sont d'une grande utilité. Leur influence est bienfaisante sur l'état général de la santé durant la période de gestation : de plus des observations répétées ont démontré que les couches chez le même individu sont plus heureuses après une telle préparation.

L'exercice des muscles fortifie donc l'organisme féminin aussi bien que l'organisme masculin.

Les différences des sexes imposent des différences dans les procédés de gymnastique.

Mais on ne peut nier le besoin commun, à savoir le développement harmonieux de tout le système musculaire. Pour l'obtenir, on ne doit point renoncer aux méthodes qui, soit au point de vue physiologique soit au point de vue esthétique servent à distinguer la gymnastique des femmes. Par cette raison, il faut rejeter les méthodes qui choisissent, pour le traitement de certains groupes de muscles, une position de départ ou fatigante ou peu convenable, ou qui ne permet pas une individualisation complète des mouvements.

La gymnastique mécanique est de toutes les méthodes employées jusqu'à ce jour, celle qui répond le mieux à toutes les exigences, et qui sait le mieux individualiser les forces.

Chaque groupe de muscles qui peut être soumis à l'exercice, a son appareil correspondant. Dans tous les cas l'effort est limité aux muscles qu'il sagit d'exercer et comme nous l'avons montré plus haut, la résistance est toujours exactement adaptée à l'effort. De cette manière, les efforts se distribuent plus uniformément et c'est justement ce développement uniforme qui procure le sentiment du bien être et l'accumulation des forces, résultat que ne peuvent donner des mouvements partiels.

En réglant les exercices des jeunes filles d'une école, on doit tenir compte d'une tàche générale et d'une tàche spéciale.

La tâche générale a pour but le développement harmonieux, et la vigueur du corps, la tâche spéciale, la souplesse et la grâce des mouvements. Le premier résultat s'obtient mieux **par la gymnastique mécanique**, le second par les exercices d'équilibre en position isolée. Mais justement parce que ce dernier est l'objet d'une tâche spéciale, il est partiel à un certain dégré. Il exige des efforts fatiguants. Les muscles d'extension et d'abduction des jambes sont exercés presque incessamment, les muscles de flexion et d'adduction très-peu. Les autres, comme le degré d'effort ne peut être adapté aux forces de l'élève, mais dépend du poids du corps et des extrémités, il est évident que les exercices d'équilibre ne peuvent être pratiqués avant que l'élève soit parvenu à un certain développement. Les exercices des bâtons à boules nuisent à l'individualisation, les exercices des anneaux sont aussi très-peu satisfaisants, quoiqu'ils provoquent des efforts variés des muscles, du tronc, et des bras, mais le degré d'effort dépend ici de la compagne de travail qui, tout en étant de la même taille, peut être ou beaucoup plus forte ou beaucoup plus faible. Cet exercice se transforme donc en une gymnastique manuelle dans laquelle un enfant remplace le professeur. Or l'enfant sera trop faible pour sa tâche ; s'il est plus fort que son camarade, il n'aura jamais sur ses muscles la puissance qu'un instructeur expérimenté ne peut lui-même acquérir.

Pour tous ces exercices, il faut supposer un élève en parfait état de santé. S'il est maladif, mal développé, d'une conformation vicieuse, **la gymnastique mécanique devra seule être employée; la gymnastique manuelle dans les cas urgents seulement.**

Pour la partie malheureusement trop nombreuse de la jeunesse mâle des écoles, qui par ordre du médecin, s'abstient de prendre part à la gymnastiuqe ordinaire, la gymnastique mécanique reste un expédient.

Pour ma part, j'ai la conviction qu'aucune éducation physique ne peut être obtenue sans le secours de cette méthode ; même en admettant qu'elle soit insuffisante comme gymnastique pédagogique. Mais cette importante question mérité d'être traitée à fond et les bornes de cette brochure ne le permettent pas.

L'institution de gymnastique mécanique de Stockholm possède actuellement 79 appareils, 53 seront aux différents monvements et 23 en réserve. Tous sont marqués d'une lettre de série et d'un chiffre, à savoir :

APPAREILS POUR LES MOUVEMENTS ACTIFS DES BRAS

A 1 *a* Flexion de l'avant-bras ⎫ un bras à la fois
A 2 *a* Extension de l'avant-bras ⎭
A 1 *b* Flexion de l'avant-bras ⎫ les deux bras en même
A 2 *b* Extension de l'avant-bras ⎭ temps.
A 3 *a* Torsion des bras.
A 3 *b* Torsion alternative des bras.

A 4 Abaissement des bras.
A 5 Elévation des bras.
A 6 Flexion et extension des bras.
A 7 Adduction des bras.
A 8 Abduction des bras.
A 10 Abaissement des bras (en pliant l'avant-bras).
A 11 Elévation des bras (en étendant l'avant-bras).
A 12 Flexion et extension des doigts.

APPAREILS POUR LES MOUVEMENTS ACTIFS DES JAMBES

B 1 Flexion des genoux.
B 2 Extension des genoux.
B 3 Torsion des jambes.
B 4 Flexion des hanches.
B 5 Flexion et extension des hanches.
B 6 Flexion et extension des pieds.
B 7 Adduction des jambes.
B 8 Abduction des jambes.
B 9 Mouvement de vélocipède.
B 10 Flexion des hanches et des genoux.
B 11 Flexion des hanches et des genoux.
B 12 Roulement des pieds.

APPAREILS POUR LES MOUVEMENTS ACTIFS DU TRONC

C 1 Flexion du tronc, position couchée.
C 2 Extension du tronc, position assise.
C 3 Torsion de la partie supérieure du tronc.
C 4 Flexion du tronc, position assise.
C 5 Extension du tronc, position debout.
C 6 Flexion latérale du tronc.
C 7 Torsion de la position inférieure du tronc.
C 9 Extension du cou.

APPAREILS POUR LES MOUVEMENTS PASSIFS

(Mis en mouvement à la vapeur, ou par un appareil
à gaz, ou en cas de besoin à la main.)

D 1 *a* Expansion de la poitrine (par la force de la main).
D 1 *b* Expansion de la poitrine (par la force de la vapeur).
D 2 Vibrations de différentes parties du corps.
D 3 Percussions sur différentes parties du corps.
D 4 Tapotement sur la tête.
D 5 Pétrissage de l'abdomen.
     Oscillation de la partie inférieure du tronc.
D 6 Torsion passive du bassin.
D 7 Balancement du tronc (Flexion latérale passive du tronc).

D 8		Roulement du tronc, (position assise de travers).
D 9		Roulement du tronc, position à cheval.
D 10	*a*	Flexion et extension passive des mains.
D 10	*b*	Adduction et abduction passive des mains.
D 11		Roulement des bras.
D 12		Frottement des bras.
D 13		Frottement des jambes.
D 14		Frottement des pieds.
D 15		Friction roulante du dos.
D 19		Elévation du bassin.

En Suède, Stockholm n'est pas la seule ville pourvue d'une gymnastique mécanique et médicale : il en existe à Gothembourg, Orebro, Norrköping et Upsal.

Le docteur W. Ph. Diakoffsky à St-Pétersbourg, le professeur G. Asp à Helsingfors et le docteur L. Krohn à Abo en ont organisé de semblables. C'est moi qui ai fourni partout les appareils.

Paris également sera sous peu doté d'un établissement de gymnastique médicale mécanique de mon système.

Les récompenses suivantes m'ont été accordées pour mes appareils de gymnastique et ma méthode :

Au congrès hygiénique de Bruxelles en 1876, une médaille en bronze.

A l'exposition universelle de Philadelphie en 1876, une médaille en bronze.

A l'exposition universelle de Paris en 1878, une médaille en argent.

En outre, l'académie nationale de Paris m'a accordé une médaille de 1re classe.

Docteur GUSTAVE ZANDER

Paris. — Imprimerie A. Reiff, 9, place du Collége de France.